Wie wir uns selbst krank machen

Thaia van Gaia

www.world-of-thaia.de

www.facebook.com/worldofthaia

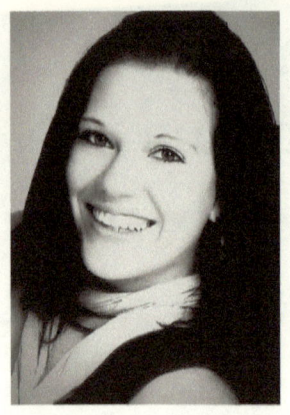

Die deutsche Autorin Thaia van Gaia ist im schönen »Schwabenländle« geboren und aufgewachsen. Die Lehrerstochter hat mit ihren fast 30 Jahren viel erlebt, gute und schlechte Erfahrungen gesammelt, Schicksalsschläge und Krankheiten überwunden. Mit ihren Werken möchte sie Menschen ansprechen, die offen dafür sind, eine neue Sichtweise in vielen Bereichen zu erhalten. Witzig, charmant, aber auch ernst schreibt Thaia van Gaia über Themen, die die Welt bewegen.

2. Auflage 2013

Verlag: Createspace independent Publishing Platform
Copyright Texte: © 2013 Thaia van Gaia
Copyright Bildmaterial: © kmiragaya – Fotolia.com
Blog: www.world-of-thaia.de
Facebook: www.facebook.com/worldofthaia
All rights reserved.
ISBN: 149229909X
ISBN-13: 978-1492299097

VORWORT

Immer mehr Menschen sind psychisch angeschlagen, ausgelaugt, fühlen sich krank und kraftlos. Dies lässt zumindest in mir die Frage aufkeimen: Was ist mit unserer Gesellschaft passiert?

Dass dies eindeutig eine Erscheinung der Neuzeit ist, lässt sich leicht in Erfahrung bringen. Und inzwischen weiß auch fast jeder aus eigener Erfahrung oder Erzählungen aus dem Bekanntenkreis, dass Depressionen, Burnout und andere psychische Leiden inzwischen ihren festen Platz in unserer Mitte eingenommen haben.

Leider wissen die Wenigsten, woher dieser rapide Anstieg kommt und dass man etwas dagegen unternehmen kann, vorsorglich oder um sich davon zu befreien.

Eigentlich liegt es auf der Hand, was uns „krank" macht, nur können wir, oder im schlimmsten Fall, wollen wir es nicht wahrhaben. „Das Leben ist hart", sagen wir deshalb öfter, als uns lieb ist. Diese Aussage hat einen ganz bestimmten Grund:

Die wenigsten Menschen machen sich bewusst, dass das Leben nur deshalb für sie hart ist, weil sie es sich selbst schwer machen. Die Wahrheit beginnt nun einmal damit, sich einzugestehen, dass jeder seines eigenen Glückes Schmied ist. Und diese Aussage ist kein Spruch, den jemand aus Lust und Laune erfunden hat. Diese Aussage ist die Grundwahrheit unseres Lebens, denn glücklich sein können wir nur selbst. Indem wir dafür sorgen, dass das Glück in unser Leben findet. Wir selbst haben es in der Hand, wie wir mit unserem Leben umgehen, wie wir uns verhalten und wie wir uns fühlen. Kein anderer kann uns vorschreiben, wie wir uns zu fühlen haben. Nur fällt es uns sehr leicht, die Gründe für unser Unwohlsein in allem Anderen, nur nicht in uns selbst zu suchen.

Den Gedanken daran, dass es heutzutage nicht mehr ganz so einfach ist, sich gegen die Faktoren zu wehren, die uns krank machen, gestehe ich Ihnen zu. Unser Leben wird jeden Tag hektischer und gefüllter mit Dingen, die der Mensch braucht, oder zu brauchen glaubt. Das heißt, es sind zumindest einige Sachen dabei, die wir nur brauchen, weil wir uns einreden, dass wir sie brauchen.

Die Gesellschaft, in der wir leben, vermittelt uns täglich das Gefühl, dass wir Dinge brauchen, um glücklich zu sein, die Menschen früher nicht benötigt haben, und trotzdem glücklich waren. Ich möchte sogar behaupten, sie waren glücklicher, als wir es heute sind. Gleichermaßen versuchen wir dennoch ein gewisses Maß an Haushalt und Familienleben unter einen Hut zu bekommen. In den meisten Fällen endet es damit, dass wir uns gegenseitig an den Kragen gehen, weil wir alles nur noch aus Pflichtgefühl tun und nicht von Herzen.

Ich denke, ohne spezifisch irgendetwas angesprochen zu haben, erkennen viele Leser jetzt schon genau, was ich damit sagen möchte.

Die Wahrheit ist, dass sich die Menschen heutzutage mit einem Zustand arrangieren, der sie auf Dauer innerlich zerstört. Aber glauben Sie mir, wenn ich Ihnen sage: Wir müssen uns nicht zwangsläufig mit allem arrangieren, was das Leben uns vorgibt!

Auch wenn Sie jetzt energisch mit dem Kopf schütteln, weil Sie der Meinung sind, abhängig zu sein, unterdrückt von den Vorgaben der Gesellschaft,

eingeengt, durch Ideale und Ziele, die Sie sich zu
hoch angesetzt haben, so bleibe ich doch bei meiner
Aussage, dass Sie selbst es sind, der sich diesen
Zwängen unterwirft.

Das Leben erscheint uns hart, weil wir oft vergessen, uns das zu holen, was uns zusteht: Glück, Erholung, Freude, Zufriedenheit usw. Und was passiert,
wenn wir vergessen, dass wir diese Dinge brauchen,
oder uns einreden, wir hätten nicht die Möglichkeiten, uns diese Grundbedürfnisse zu erfüllen? Wir
werden krank. Auf die eine oder andere Art: psychisch, physisch, nervlich, kaum merklich oder extrem.
Fakt ist, kein Mensch kann auf Dauer gesund
bleiben, wenn er ununterbrochen ausgelaugt und un-
glücklich ist.

Unser Alltag macht uns krank. Ich möchte diese
Behauptung einfach mal so in den Raum werfen. Ein
Beweis dafür ist alleine schon die Tatsache, dass Sie
dieses Buch bis zu dieser Stelle gelesen haben.

Die Menschen tun ihre Pflicht. Den lieben langen
Tag denken sie, tun zu müssen, was sie tun, um irgendwann das zu erreichen, was das Wort „Glück"
rechtfertigt. Haben Sie sich schon mal Gedanken
darüber gemacht, dass wir in einer Zeit leben, die
kaum noch Raum zum Atmen lässt? Die alles von uns
abverlangt, ohne auch nur einen Bruchteil zurück-
zugeben? Und glauben Sie im Ernst, Sie könnten rein
gar nichts dagegen tun? Weit gefehlt! Sie können.
Denn Sie haben nur ein Leben, und jeder Tag, den
Sie verstreichen lassen, ohne ihn zu genießen, ist ein
verlorener Tag, der nie wieder kommt. Ein Tag, den
Sie sich selbst genommen haben, den Sie unbeachtet
haben verstreichen lassen, als gäbe es noch viele davon. Aber auch Sie werden eines Tages vor dem
Spiegel stehe und sich fragen, wo die Zeit geblieben

ist und ob Sie eigentlich bis dahin wirklich gelebt, oder nur existiert haben.

Zu allem Übel kommt hinzu, dass vielen Menschen nicht bewusst ist, dass sie Probleme, Ängste oder Traumata mit sich herumtragen, die bis in die Kindheit zurückreichen können. Sie empfinden den Zustand als „normal", da Sie es nicht wagen, den Grund darin zu finden. Das Allgemeinbefinden und im schlimmsten Fall die Gesundheit leiden enorm unter solchen unbewussten Zuständen. Und die Wenigsten sind sich der Tatsache bewusst, dass nur sie selbst sich von diesen Lasten befreien können.

Ich habe dieses Buch für all die Menschen geschrieben, die wissen möchten, wie ein Leben aussieht, indem man sich nicht mit verschiedenen kleineren oder größeren Wehwehchen herumschlagen muss, von denen man glaubt, dass sie ganz selbstverständlich zum Leben gehören.

Das Leben ist zu wertvoll, um sich jeden Tag nur mit dem Alltäglichen abzugeben, ohne darüber nachzudenken, welche Möglichkeiten einem das eigene Leben bietet. Um wirklich „glücklich" und damit auch etwas „gesünder" zu sein, sollten wir anfangen, uns mit der Frage nach uns selbst zu beschäftigen. Damit möchte ich sie keinesfalls von ihren Pflichten wegholen. Viele davon sollten deshalb trotzdem erledigt werden, keine Frage.

Ich möchte Ihnen aber eine andere Sichtweise vermitteln, denn auch SIE brauchen ab und zu eine Generalüberholung, wenn Sie auch im hohen Alter noch den Boden wischen wollen. Es muss daher ein Gleichgewicht zwischen Pflichten und Erholung geben.

Was wissen wir wirklich über unseren Körper? Wie oft machen wir uns ernsthafte Gedanken darüber, warum es uns so geht, wie es uns geht?

Natürlich können wir uns das eine und andere Wehwehchen halbwegs logisch erklären. Die regelmäßigen Kopfschmerzen liegen wahrscheinlich an unserem verspannten Nacken, weil wir zu lange auf einen Bildschirm gestarrt haben oder das Wetter mal wieder umschlägt. Die regelmäßigen Magenbeschwerden werden wahrscheinlich durch eine falsche Ernährung verursacht oder weil wir bestimmte Lebensmittel einfach nicht gut vertragen. Die Rückenschmerzen haben ihre Ursache in unserem Bürojob, ganz klar. Und die Kniebeschwerden werden schon auch irgendwelche alltäglichen Ursachen haben. Wahrscheinlich haben wir einfach schlechte Gelenke. Logisch.

Wir können uns natürlich jeden Tag aufs Neue selbst belügen oder einfach nur versuchen, Erklärungen zu finden, die uns nicht weiterbringen. Wir ergeben uns in einen Zustand, der uns täglich mehr und mehr die Lebensqualität und auch die Kraft nimmt und tun weiterhin so, als könnten wir rein gar nichts dagegen tun. Doch wir können es, wir müssen nur wollen!

Wie wir es schaffen uns in unserem Körper und auch in unserem Leben wieder wohlzufühlen, möchte ich Ihnen nun gerne in den folgenden Kapiteln erklären. Sie werden staunen, für wie viele Sorgen oder falsche Verhaltensweisen und die daraus resultierenden körperlichen Beschwerden, es ganz einfache und anhaltende Lösungen gibt.

Das Leben ist ein Spiel, und wir stellen die Regeln selbst auf.

Wir werden nicht nur durch unsere Umgebung beeinflusst, auch wir selbst können uns beeinflussen,

wenn wir es schaffen, die Macht über unsere Gedanken wieder zurückgewinnen.

KAPITEL 1

SEELE UND KÖRPER GANZHEITLICH BETRACHTEN

Heutzutage ist weitläufig bekannt, dass immer mehr Ärzte nicht mehr nur den Körper an sich untersuchen, sondern auch die Psyche nicht außer Acht lassen. Ein Besuch beim Therapeuten kann dann helfen, herauszufinden, ob Probleme, Ängste, Fehlverhalten, Leistungsdruck oder Traumata die Gefühlswelt des Patienten negativ beeinflussen, wodurch dann stressbedingte körperliche Beschwerden entstehen können.

Stressfaktoren lassen sich in der heutigen Zeit leider in hohem Maße in unserem Alltag finden. Ob beruflich oder privat bedingt, ob situationsbezogen oder selbst hervorgerufen durch diverse falsche Verhaltensweisen. Aber was ist Stress eigentlich? Und warum macht er uns krank?

In der Steinzeit bedeutete Stress für den Körper, dass dieser bestimmte Vorgänge einleiten musste. In Stresssituationen musste unser Vorfahre entweder **kämpfen** oder **flüchten**, was in beiden Fällen bedeutete, dass die Muskeln über einen längeren Zeitraum mit viel Energie versorgt werden mussten. Der menschliche Körper schraubte also alle Funktionen herunter, die nicht überlebenswichtig waren, und erhöhte den Blutdruck, um die optimale Energieversorgung der Muskeln zu gewährleisten. Durch die Anstrengung und Belastung wurden die Stresshormone automatisch wieder abgebaut, wodurch sich der Körper im Ruhezustand schnell wieder erholen konnte.

Auf unseren heutigen Stress bezogen, der sich nicht einfach aus dem Weg räumen lässt, in dem man flüchtet oder kämpft, wird schnell klar, dass unser Körper kaum die Möglichkeit hat, die Stresshormone wieder abzubauen. Diese stetig angestauten Stresshormone sind Gift für unseren Körper, was sich im schlimmsten Fall in Krankheiten wie Schlaganfallrisiken, Herz-Kreis-lauferkrankungen, Organleiden, Gelenkproblemen, oder unseren alltäglichen Wehwehchen wie Verspannungen, Kopfschmerzen, Magenschmerzen, Darmproblemen, Müdigkeit und Abgeschlagenheit ausdrücken kann.

Welche Möglichkeiten haben wir also, diesem Gesundheitsrisiko effektiv aus dem Weg zu gehen? Um Stress zu vermeiden oder ihn wenigstens zu verringern, müssen wir unser ganzes Verhalten ändern. Wir müssen lernen, mit Stress-Situationen richtig umzugehen. Wir müssen uns Verhaltensmuster antrainieren, die Stress erst gar nicht aufkommen lassen. Wir müssen lernen, unserem Körper die Entspannung zukommen zu lassen, die er braucht, und wir müssen lernen, Stresshormone abzubauen, wenn wir in Stress geraten sind.
Psychosomatische Leiden können effektiv selbst bekämpft werden, wenn man aufhört, wegzusehen und sich in sein Schicksal zu ergeben! Daher im Folgenden nun eine Anleitung zur Verbesserung Ihrer Lebensqualität.

KAPITEL 2

MIT SITUATIONSBEZOGENEM STRESS RICHTIG UMGEHEN

Es gibt verschiedene Arten, wie Menschen auf Stress reagieren:

1. Sie hyperventilieren, können nicht mehr klar denken und werden hektisch.
2. Sie fühlen sich wie gelähmt und verkriechen sich aus Angst in ihr Schneckenhaus.
3. Sie verfallen Süchten wie Kaffee-Konsum, Frustessen, Alkohol, Zigaretten etc. Durch diese versuchen sie, sich zusätzlich mit Energie und Glücksgefühlen vollzupumpen, um ja nicht zu versagen.

Denken Sie mal logisch. Unser Körper ist in der Lage, in Extremsituationen mehr Energie bereitzustellen. Das bedeutet, dass wir eigentlich nicht nachhelfen müssten, und eigentlich auch keine Angst oder Hektik an den Tag legen müssten, da unser Körper normalerweise dafür sorgt, dass wir in der Stresssituation mit allem versorgt sind, was wir brauchen: Genug Sauerstoff um zu Denken, genug Energie um zu Handeln. Alles was unser Körper dafür verlangt, ist, dass wir ihn ab und zu pflegen, zur Ruhe kommen lassen, und dafür sorgen, dass der Stress nur temporär und nicht andauernd vorliegt.

Was können wir also tun, um unserem Körper das zu geben, was er braucht, um ihn dadurch gesund zu halten?

Es ist nicht ganz so schwer, wie Sie denken, aber Sie müssen so viel Selbstvertrauen in sich und Ihre eigenen

Kräfte haben, dass Sie lernen, Ihr Verhalten in den jeweiligen Situationen zu ändern.

Wenn Ihnen also mal wieder „alles über den Kopf wächst", versuchen Sie, für einen Moment alles auszublenden, was Ihnen dieses übermächtige Gefühl von Handlungsunfähigkeit, Stress oder Enttäuschung vermittelt. Denken Sie daran, es ist keine lebensbedrohliche Situation, verlangt also dem Körper in dem Moment eigentlich nichts ab.

Wir vermitteln unserem Körper normalerweise das Gefühl, unser Leben hänge von einer Situation ab, indem wir in Stress verfallen. Genau das muss sich ändern.

Heutzutage denken wir bei jeder Kleinigkeit, unsere Existenz wäre bedroht. Ein Streit mit dem Chef, eine Arbeit, die wir meinen, nicht schaffen zu können, Erwartungen des Partners, die wir denken, nicht erfüllen zu können…Beruhigen Sie sich. Nichts davon wird Sie umbringen. Das muss einem einfach mal bewusst werden.

Es wird am Anfang sicher nicht einfach sein, den Kopf einen Moment lang komplett leer zu machen, aber genau das ist es, was Ihnen die Möglichkeit gibt, kurz durchzuatmen. Denken Sie an nichts, atmen Sie einfach. Das beruhigt ungemein und lässt ein Stressgefühl erst gar nicht so richtig aufkommen. Zudem ermöglicht uns die Sauerstoffzufuhr, wieder klar zu denken und vielleicht zu merken, dass die Situation gar nicht so bedrohlich ist, wie sie ursprünglich gewirkt hat.

Und machen Sie sich eine Sache immer bewusst: Es gibt rein gar nichts auf dieser Welt, was es wert wäre, sich die eigene Gesundheit kaputt zu machen. Sie haben die Kontrolle über Ihren Körper. Sonst niemand.

Nehmen Sie sich Zeit. Egal in welcher Situation. Atmen Sie tief ein und wieder aus.
Schon das alleine reicht, um die plötzliche Wut, Enttäuschung, Überforderung oder was auch immer in

uns hochgebrodelt ist, sofort im Keim zu ersticken. Wir können ganz objektiv an die Sache rangehen, alle Möglichkeiten abwägen, um dann zu entscheiden, wie wir weiter vorgehen.

Sollten Sie dennoch in eine Situation geraten, in der Sie Ihre Stresshormone nicht mehr unter Kontrolle haben, sollten Sie auf jeden Fall erreichen, dass diese wieder abgebaut werden. Gehen Sie in der Mittagspause ein Stück spazieren, nehmen Sie sich Momente der Auszeit. Geben Sie Ihrem Körper die Möglichkeit, den Stress wieder auszugleichen, indem Sie etwas ganz für sich tun. Ihr Körper wird es Ihnen danken.

Sagen wir uns also jeden Tag:

Wenn ich in eine Situation gerate, die mich „stresst", nehme ich mir einen Moment, in dem ich einfach nur abwäge und durchatme. Wenn ich dennoch in Stress gerate, gebe ich meinem Körper die Chance, sich zu regenerieren, denn das bin ich mir selbst schuldig.

KAPITEL 3

ABSCHLIESSEN

Geht es Ihnen auch oft so? Irgendetwas ist in der Vergangenheit passiert und lässt uns nicht mehr los. Eine Person ist gestorben, der Chef hat uns ermahnt, die Versicherung hat nicht gezahlt, wir haben eine Prüfung verhauen....

Ein großer Fehler, den wir alle regelmäßig machen, ist das ständige Leben in der Vergangenheit. Wir machen uns Gedanken, was gewesen wäre, wenn wir gewisse Dinge anders gemacht hätten, nicht gemacht hätten oder vielleicht gerade getan hätten. Wir spielen Szenarien, die passiert sind, tausend Mal in unseren Köpfen ab, leiden jedes Mal wieder mit, und ärgern uns über uns selbst.

Unser Unterbewusstsein spielt uns vor, wir könnten Dinge im Nachhinein ändern, wenn wir sie nur lange genug wieder und wieder durchdenken.
Was für ein Blödsinn! Passiert ist passiert!
Alles was wir wirklich tun können, ist das Beste daraus zu machen und den Fehler nicht mehr zu wiederholen (wenn er denn überhaupt einer war, denn alles im Leben hat in gewisser Weise einen Sinn).

Denken Sie mal nach. Wie oft sind wirklich unangenehme Dinge in Ihrem Leben passiert, die aber später dazu geführt haben, dass Sie einen Weg gegangen sind, der im Nachhinein sehr positiv für Sie war?

Und? Wäre es so gut für Sie gelaufen, wenn diese

eine Sache nicht schief gegangen wäre? Wahrscheinlich nicht. Haken wir also die Vergangenheit ab und machen einfach weiter. Erstens bleibt uns nichts anderes übrig und zweitens erleichtert uns diese Vorgehensweise unsere Gegenwart immens.

Die Energie, die wir verschwenden, uns über gestern oder letzte Woche Gedanken zu machen, können wir doch viel besser nutzen, indem wir sie dazu verwenden, es heute besser zu machen. Unser Leben leben nur wir allein, sonst niemand.

Wenn wir also wollen, dass es positiv verläuft, sollten wir alle Kraft darauf ausrichten, das Beste herauszuholen. Heute. Und das können wir. Egal was irgendwann einmal passiert ist. Denn wir leben ja noch, oder? Also gibt uns das Leben jeder Tag aufs Neue die Chance, etwas anders bzw. besser zu machen.

Keiner schreibt uns unser Leben vor. Wir dürfen und sollen es also leben, wie es uns gefällt. Das ist der Sinn.

Was auch immer in Ihrem Leben irgendwie schief gelaufen ist, versuchen Sie, nicht mehr darüber nachzudenken, und wenn, dann nur, um es in Zukunft besser zu machen. Lassen Sie sich nicht dazu verleiten, in ihrer Vergangenheit festzuhängen und ihre Gefühlswelt zu quälen, indem Sie wieder und wieder die Situation durchleben. Ich kann Ihnen sagen, was das mit Ihnen macht: Die negativen Gedanken, die Sorgen und die Angst, die automatisch in Ihnen hochkommen, sobald sie sich die Situation wieder vor Augen führen, löst in Ihrem Körper Stress aus. Denn Ihr Körper durchlebt die ganze Situation „real", obwohl sie in der Vergangenheit passiert ist.

Diesen STRESS können wir vermeiden, denn er macht uns krank

Sagen wir uns also jeden Tag:

„Ich kann nicht ändern, was geschehen ist, aber ich kann versuchen, dafür zu sorgen, dass mein Leben ab heute positiv verläuft!"

KAPITEL 4

NICHT ZU WEIT VORGREIFEN

Haben Sie sich schon mal überlegt, warum Sie immer so unzufrieden mit Ihrer momentanen Situation sind?

Mit sehr hoher Wahrscheinlichkeit gehören auch Sie zu den Menschen, die lieber davon träumen, was sie einmal erreichen werden, anstatt das zu genießen, was sie haben.

Der zweite gravierende Fehler, den sehr viele Menschen machen, ist das ständige leben in der Zukunft.

Wir machen uns Gedanken darüber, wie wir in zehn Jahren leben. Wir sparen und sparen, um in zwanzig Jahren ein Haus bauen zu können. Wir sagen Sätze wie: „Das kann ich machen, wenn ich 40 bin, da habe ich dann Zeit und Geld dafür!" Und mit 40 sagen wir dann: „Das werde ich tun, wenn ich in Rente bin, da habe ich die Zeit und die Ersparnisse dazu!"

Wir verlernen im Heute zu leben, weil wir denken, es in der Hand zu haben, wie unsere Zukunft verläuft. Dabei schieben wir die Dinge unser Leben lang vor uns her, sind immer unzufrieden, weil wir das Ersehnte ja noch nicht erreicht haben, und vergessen komplett, unser Leben dann zu leben, wenn wir es wirklich leben können. Heute!

Morgen kann unser Geld nichts mehr wert sein. Nächste Woche kann unsere Firma Pleite gehen. Nächsten Monat könnten wir stolpern und gelähmt sein. Was hatten wir dann vom Leben? Nichts, außer den ständigen Gedanken an das, was sein wird, wenn mal dies und das…!

Auch hier sollten wir erkennen, dass wir häufig unnötig Energie und Gedanken daran verschwenden, uns eine Zukunft auszumalen, die wir nicht annähernd erahnen können. Nutzen wir unsere Kraft also dafür, uns das Heute so schön wie möglich zu gestalten, zufrieden und glücklich zu sein und falls etwas übrig bleibt, ein bisschen für die Zukunft zu sorgen.

Niemand verbietet Ihnen, sich abzusichern.

Aber alles sollte in Maßen passieren und sicherstellen, dass wir unser Heute nicht für eine ungewisse Zukunft verschenken.

Jeder Tag ist kostbar und kommt nie wieder.

Genießen wir also den Moment, das "Jetzt". Das Leben ist zu kurz, um immer nur alles vor sich her zu schieben. Und wenn wir uns ab und zu mal bewusst machen, wie gut es uns eigentlich geht (wir haben weitaus weniger Sorgen als wir uns selbst einreden), und wir dann noch realisieren, dass schon die kleinen Dinge das Leben so schön und lebenswert machen, dann kann ich Ihnen mit Sicherheit sagen, dass Sie sich jetzt und heute schon wohl fühlen werden!

Sagen wir uns also jeden Tag:

„Ich kann nicht wissen, was die Zukunft bringt. Ich kann ein bisschen dafür Sorge tragen, dass ich abgesichert bin, aber wirklich leben, genießen, zufrieden und glücklich sein kann ich nur HEUTE!"

KAPITEL 5

SICH DEN ÄNGSTEN STELLEN

Wie viele Menschen leiden heutzutage an Depressionen, Burnout, Bluthochdruck, Magenschmerzen, Kopfschmerzen, Rückenschmerzen, Hautausschlägen, Esssucht, Magersucht, oder sonstigen Volksleiden? Was denken Sie wohl, woran das in den meisten Fällen liegt? Sehen wir uns doch mal unseren heutigen Lebenswandel an:

Je mehr Möglichkeiten uns das Leben bietet (durch neue Technologien, Medien, Kommunikationsmöglichkeiten etc.) desto mehr Probleme schleichen sich heimlich in unseren Alltag. Einiges wird uns heute sehr einfach gemacht, andere Dinge wiederum erfordern ein ständiges Neuerlernen, sich weiterbilden, immer auf dem neuesten Stand bleiben. Sei es das Handy mit den neuen Funktionen, der Job, in dem immer mehr Computerkenntnisse gefordert werden, die Bürokratie, die uns den letzten Nerv raubt oder die versteckten Klauseln in den Versicherungsverträgen, die ja doch im Ernstfall gegen uns ausgelegt werden können. Zudem ist kaum noch ein Job sicher. Ständig wird uns durch die Medien vermittelt, dass in jedem Lebensmittel irgendwelche Viren, Bakterien, Gifte oder sonstige lebensgefährliche Stoffe enthalten sind und wenn wir die Nachrichten verfolgen, hören wir nur von Massenmördern, Kinderschändern, Amokläufern oder Ehrenmorden.

Also mir persönlich macht das manchmal schon ein

bisschen Angst.

Irgendwie lauern doch überall irgendwelche potentiellen Gefahren, die unsere Lebensqualität einschränken, weil wir uns nur noch Gedanken machen, wie wir unbeschadet durchs Leben kommen.

Je mehr wir unseren Ängsten nachgeben, zurückweichen und versuchen, der Gefahr aus dem Weg zu gehen, desto mehr freut sich unsere Angst, dass sie die vollkommene Macht über uns besitzt.

Aber wenn wir einmal ernsthaft darüber nachdenken können wir die meisten Dinge, vor denen wir Angst haben nicht wirklich kontrollieren, in dem wir uns verstecken.

Ich möchte damit nicht sagen, dass wir ab heute vor nichts mehr Angst haben sollen. Und keines Falls will ich jemanden animieren, irgendeine Form von lebensgefährlichen Risiken einzugehen. Aber viele Dinge, vor denen wir Angst haben, sind Dinge, die wir nicht beeinflussen können. Und genau diese Dinge lohnt es sich anzugehen.

Stellen Sie sich ihrer Angst. Versuchen sie in kleinen Schritten auf die jeweilige Situation zuzugehen, vor der Sie sich sonst immer gedrückt haben, und beobachten Sie, was mit Ihnen geschieht. Sie werden sich wundern, wie schnell Sie viele Ihrer Ängste abwerfen, wenn Sie sich auf die angebliche „Gefahr" einlassen. Sei es das Gespräch mit dem Vorgesetzten, der Vortrag vor den Kollegen, das Fliegen in einem Flugzeug, das Schlendern durch eine Menschenmasse, das Fahren mit dem Aufzug, das Streicheln eines Hundes oder welche kleineren Ängste sich auch immer über die Jahre in Ihnen festgesetzt haben. Ich spreche aus Erfahrung.

Nicht alle Ängste lassen sich von heute auf morgen besiegen. Aber je mehr man sich mit Ihnen beschäftigt, desto kleiner werden Sie und es ist ein wundervolles Gefühl, festzustellen, dass man sich vor vielen Dingen völlig umsonst gefürchtet hat.

Der eigene Kopf kann der größte Feind des Menschen sein, weil er ihm immer das schlimmste Szenario vorspielt, das sich ereignen könnte. Anstatt aus Angst, dieses Szenario könnte sich wirklich zutragen, schon beim ersten Gedanken daran zu kneifen, spielen Sie sich mal die komplette Situation in Gedanken durch und prüfen Sie, ob es wirklich so schlimm wäre, wenn der Ernstfall eintritt, oder ob nicht auch dann das Leben in irgend eine Richtung weiterlaufen würde. Denn das ist der Punkt.

Manchmal haben wir einfach nur zu viel Angst vor Veränderung und bleiben auf der Stelle stehen. Wir nehmen lieber die etwas unangenehme Ist-Situation in Kauf, anstatt etwas zu wagen, was sich im Endeffekt als besser herausstellen könnte. Das Leben ist nur lebenswert, wenn wir uns vorwärts bewegen.

Wer auf der Stelle stehen bleibt, braucht sich nicht wundern, warum sich kein Glücksgefühl einstellt und warum ihn trotzdem die Ängste beherrschen. Denn die lassen wir nur hinter uns, wenn wir uns bewegen.

Sagen wir uns also jeden Tag:

Ich lasse mich nicht mehr von meinen Ängsten an meine Ist-Situation binden, die mich jeden Tag beeinträchtigt. Ich gehe vorwärts und lasse meine Ängste hinter mir. Ich gehe Schritt für Schritt im Leben vor-

wärts und nehme positive wie negative Erlebnisse mit, denn beide gehören zum Lernprozess des Lebens dazu.

KAPITEL 6

BESCHÄFTIGUNG

Gleich zu Anfang möchte ich Ihnen ein kleines Beispiel nennen: Haben Sie schon einmal festgestellt, dass ein Raucher, während er sich mit etwas beschäftigt, das ihm Spaß macht und ihn völlig erfüllt, nicht ans Rauchen denkt?

Dieser Tatsache liegt eine Eigenschaft unseres Gehirns zu Grunde, die es uns ermöglicht, nicht an Süchte, Probleme oder schlechte Gefühle zu denken, wenn wir uns mit einer Sache beschäftigen, die uns in diesem Moment komplett vereinnahmt.

Mir ist absolut bewusst, dass der Mensch, wenn es ihm schlecht geht, ihn negative Gedanken quälen und er zu depressiver Verstimmung neigt, am wenigsten das Bedürfnis verspürt, irgendetwas zu tun. Aber genau da liegt der Knackpunkt.

Wenn wir es schaffen, uns genau in diesen Momenten aufzuraffen und uns eine spezielle Aufgabe zum Ziel setzen, die es zu erledigen gilt, sei es der Berg Bügelwäsche oder das Bild, das sie schon lange mal aufhängen wollten, sei es der Keller, der aufgeräumt werden sollte oder das Unkraut, das Sie längst aus dem Blumenbeet entfernen wollten. Testen Sie es.

Geben Sie sich einen Ruck und fangen Sie an, sich zu beschäftigen. Je länger Sie die jeweilige Arbeit oder eine Freizeitbeschäftigung jeglicher Art ausüben, desto leichter und unbeschwerter werden Sie sich fühlen, weil Ihr Gehirn nicht mehr die Chance

bekommt, sich Gedanken oder Sorgen zu machen.

Und zudem fühlen Sie sich danach noch besser, weil Sie etwas geleistet haben. Etwas. Das Sie nur für sich getan haben, egal ob es eine Arbeit oder eine sonstige Beschäftigung war. Sie haben es nur für sich getan und können stolz auf sich sein.

Der Körper braucht Beschäftigung. Tun wir nichts, beschäftigt er uns automatisch von selbst mit Gedanken.

Diese Gedanken, speziell wenn es sich um Probleme oder sonstige negative Gefühle handelt, rauben uns wertvolle Kraft und fördern Ängste und Sorgen, die sich wiederum in körperlichen Leiden zum Ausdruck bringen.

Beschäftigung hilft uns also in vielerlei Hinsicht, hält uns gesund, fördert die gute Laune und gibt uns das, was wir brauchen: ein gutes Gefühl.

Sagen wir uns also jeden Tag:

Wenn ich mich wieder in Gedankengängen verstricke, die mich belasten, mich runterziehen und mich in meiner Zufriedenheit einschränken, suche ich mir eine Beschäftigung, gebe mir einen Ruck und sorge bewusst dafür, dass es mir besser geht.

KAPITEL 7

ENTSPANNUNG, GLAUBE, MUSIK, LACHEN

Wie zu Anfang schon erwähnt, braucht unser Körper Phasen, in denen er sich wieder komplett entspannen kann, in denen der Stress komplett von uns abfällt und der Körper nicht ständig mit unnötigen Belastungen zu kämpfen hat.

Doch woher nehmen wir die Energie, die uns fehlt, weil wir uns ständig selbst mit negativen Gedanken, Sorgen und Problemen belasten? Hier gibt es ein paar ganz einfache Beispiel-Lösungen:

1. Entspannung tut genau das, was das Wort schon vermuten lässt. Sie „entspannt" Körper und Geist. Die Anspannung im Körper sollte hierbei nachlassen und auch die Anspannung im Geist, durch ständiges Grübeln, sollte ebenso beseitigt werden. Daher ist wirkliche Entspannung nur dann wirksam, wenn wir auch wirklich darauf achten, uns zu „entspannen". Sich hinlegen, aber eigentlich schon wieder auf dem Sprung zu sein ist nicht entspannend. Sich auszuruhen und dabei belastende Gedanken im Kopf zu wälzen ist nicht entspannend. Also „entspannen" sie sich komplett und machen sie sich „locker", im wahrsten Sinn des Wortes. Wie sagt man so

schön: Die Seele baumeln lassen. Das ist wahre Entspannung, die Ihnen mehr geben wird, als Sie sich vorstellen können.

2. Von vielen Menschen auf das Abstellgleis verbannt und doch so wichtig für ein entspanntes Leben kann auch der Glaube an Gott sein. Ich spreche für mich, wenn ich sage, dass ich lange hin- und hergerissen war zwischen dem glauben wollen und dem nicht sicher sein, ob Gott überhaupt existiert. Schicksalsschläge machten es mir zudem schwer, an einen liebevollen Gott zu glauben. Doch ich bin sehr froh darüber, dass ich zum Glauben zurückgefunden habe, denn es gibt nichts, das mehr entlastet, als gewisse Dinge einfach im Gebet an Gott zu tragen und ihn zu bitte, die für uns beste Entscheidung zu treffen. Wie lange habe ich jeden Tag gekämpft, weil ich dachte, ich müsse alles im Griff haben, für alles sorgen, für alles die Verantwortung tragen. Seit ich meine Sorgen, manche Verantwortung und vor allem auch meine Bitten wieder an Gott abgeben kann, fühle ich mich leicht und befreit. Ich weiß, dass jemand dafür sorgt, dass mein Leben in der richtigen Bahn verläuft. Ich muss nur darauf vertrauen. Das alleine war mir eine große Bereicherung. Und ich danke seither jeden Tag meinem Gott, dass er mir meine Last abgenommen hat.

3. Zum Thema Musik muss ich wahrscheinlich nicht viel sagen. Viele Menschen sind einfach zu sehr im Stress, oder machen sich so viel Stress, dass sie vergessen, dass es manchmal schon

reichen kann, die Lieblings-CD mal wieder in den CD-Player zu legen, damit sich automatisch ein Gefühl von Glück und Freude einstellt. Musik kann uns so viele Momente erleichtern und verschönern, nur denken wir viel zu selten daran, sie einfach in unser Leben zu integrieren. Holen wir sie zurück.

4. Lachen ist gesund. Das erklärt eigentlich schon alles, was Mensch braucht, um sich das Leben erträglicher zu gestalten. Sie haben nichts zu lachen? Gehen sie ins Internet, schauen sie sich ein paar Ausschnitte von den momentan angesagten Comedy-Stars an, und erzählen sie mir danach bitte nicht, Sie hätten nicht wenigstens einmal schmunzeln müssen. Kaufen sie sich eine Zeitschrift und lesen die Witze. Googeln Sie im Internet nach guten Sprüchen oder lustigen Bildern. Glauben Sie mir. Das hilft. Über solche Dinge lachen zu können, macht schon Vieles einfacher. Und zudem kann es in vielen Situationen sogar von Nutzen sein, zu lachen, anstatt sich zu ärgern. Versuchen Sie es mal.

Sagen wir uns also jeden Tag:

Ich gönne mir Entspannung, weil sie mich gesund hält. Ich glaube an Gott, weil er mir viele Lasten von der Schulter nimmt. Ich höre Musik, weil sie mein Leben mit positiven Gefühlen erfüllt. Ich lache viel, weil Lachen gesund ist und mir das Leben leichter macht.

KAPITEL 8

DAS GUTE SEHEN

Wie oft sehen wir nur noch das Negative an einer Situation, Person oder einem Lebensumstand?

Das liegt daran, dass wir negative Gefühle eher wahrnehmen, als positive.

Nehmen wir als Beispiel den/die Lebensgefährten/in. Diese Macken, die wir ihm oder ihr immer wieder unter die Nase reiben und sich einfach nichts ändert. Die offene Zahnpasta-Tube, die Klamotten auf dem Fußboden, die Haare im Abfluss der Dusche, Charaktereigenschaften, Verhaltensmuster etc…

Wir können uns täglich maßlos über solche Dinge aufregen. Sie belasten uns und lassen uns nicht mehr los.

Aber wir sollten Eines nicht vergessen: Wir sind nicht ohne Grund mit dieser Person zusammen. Also rufen wir uns ab und zu mal die guten Eigenschaften in Erinnerung und erkennen einfach aufs Neue, was wir an unserem Partner schätzen. Und vor allem, was er oder sie für Eigenschaften besitzt, die wir vielleicht nicht haben.

Spätestens in diesem Moment fühlen wir uns ein wenig besser, vielleicht auch eine Nuance dankbarer und können die Wut über die Unzulänglichkeiten des Partners ein bisschen besser unter Kontrolle halten. Genau auf die gleiche Weise gestaltet es sich auch in allen anderen Lebenslagen.

Wenn wir uns wieder einmal maßlos in eine Sache reinsteigern und kein gutes Haar mehr daran lassen können, versuchen wir uns doch kurz darüber im Klaren zu werden, welche positiven Aspekte wir der Situation kurz- oder langfristig abgewinnen können. Manchmal sehen wir die Dinge einfach nur zu engstirnig und machen uns selbst das Leben schwer, denn die Hass-, Wut- oder Traurigkeits-Gefühle geben wir uns selbst.

Wir entscheiden, ob eine Situation oder Person es wert ist, unser Seelenleben durchzuschütteln. Wir können erkennen, dass wir einfach zu emotional in eine schlechte Richtung denken. Und wir können selbst beeinflussen, die Dinge nicht mehr zu nah an uns herankommen zu lassen.

Wenn wir dann gelernt haben, mit solchen Momenten gelassener umzugehen und die Situation als Ganzes zu betrachten, mit ihren negativen aber auch positiven Aspekten, und wir dann unsere Gefühle in den Griff bekommen haben, können wir noch einen Schritt weiter gehen.

Wir können sozusagen den ersten Schritt machen.

Auch wenn wir vielleicht im Recht sind. Auch wenn wir es nicht müssten, gibt uns das „Geben" ein so gutes Gefühl, dass wir uns automatisch wieder selbst aufbauen, aus dem Loch rausziehen und über den Dingen stehen können.

Gutes zu tun ist eines der schönsten Gefühle der Welt und sicherlich wert, es mal auszuprobieren.

Sagen wir uns also jeden Tag:

Ich betrachte die Dinge immer von allen Seiten und halte mir immer auch die positiven Aspekte vor Augen, denn nur so kann ich Situationen realistisch beurteilen. Ich versuche Gutes zu tun, weil es kein schöneres Gefühl auf der Welt gibt, wie andere glücklich zu machen.

KAPITEL 9

KRITIK POSITIV ANNEHMEN

Ich weiß, dass das Gefühl, kritisiert zu werden, nicht schön ist.

Und leider neigen wir oft dazu, die Fehler anderer zu sehen und unsere eigenen nicht.

Weil wir logischer Weise immer von uns selbst ausgehen, vergessen wir manchmal, dass jeder Mensch ein Individuum ist und demnach auch Dinge und Situationen individuell wahrnimmt.

So kann es eben sein, dass wir uns unserer Meinung nach richtig verhalten, jemand anderen aber damit verletzen.

Auch kann es sein, dass wir gewisse Tätigkeiten in einer Art Routine erledigen, weil wir sie immer so erledigt haben, und dann komplett verwundert sind, wenn uns jemand sagt, dass wir es anders noch besser machen könnten.

Viele Menschen sind zu stolz um Kritik anzunehmen.

Aus Angst, verletzlich zu sein, wenn sie Fehler zugeben, beharren sie inständig darauf, im Recht zu sein und verletzen im schlimmsten Fall noch andere Menschen, indem sie ihnen diesen Fehler anhängen, um selbst aus der Schusslinie zu sein. Ja, wir sind schon so ein komisches Völkchen. Aber die gute Nachricht ist:

Wir sind fähig uns zu ändern, uns zu bessern. Und wenn wir fähig sind, Kritik anzunehmen, darüber nachzudenken, uns in andere hineinzuversetzen und uns Fehler einzugestehen, fühlen wir uns weitaus besser, als mit der bereits erwähnten Variante.

Denn wir sind ehrlich zu uns selbst. Und wir haben die Möglichkeit, etwas besser zu machen, was uns danach wieder stolz macht, wenn wir es erreicht haben.

Somit kann uns Kritik immer nur behilflich sein, besser zu werden, dazuzulernen, und sich selbst nicht zu wichtig zu nehmen.

Jeder Mensch hat ein Recht auf seine Meinung, und jeder Mensch darf uns sagen, wenn wir Fehler machen.

Kein Mensch ist perfekt. Das wäre auch langweilig.

Machen uns unsere Macken nicht auch irgendwie liebenswert?

Sagen wir uns also jeden Tag:

Ich bin froh, wenn mich jemand kritisiert, weil es eine Möglichkeit ist, meine Fehler zu erkennen und mein Verhalten zu überdenken. Ich nehme Kritik positiv an, weil sie mir hilft, ein besserer Mensch zu werden.

CHECKLISTE FÜR EIN GESÜNDERES UND ANGENEHMERES LEBEN:

- Das Leben ist ein Spiel, und ich stelle die Regeln selbst auf.

- Seelische Leiden kann ich effektiv selbst bekämpfen, wenn ich aufhöre, wegzusehen und mich in mein Schicksal zu ergeben!

- Wenn ich in eine Situation gerate, die mich „stresst", nehme ich mir einen Moment, in dem ich einfach nur abwäge und durchatme. Und im besten Fall lache ich darüber

- Ich kann nicht ändern, was geschehen ist, aber ich kann versuchen dafür zu sorgen, dass sich mein Leben ab heute positiv verändert.

- Ich kann nicht wissen, was die Zukunft bringt. Ich kann ein bisschen dafür Sorge tragen, dass ich abgesichert bin, aber wirklich leben, genießen, zufrieden und glücklich sein, kann ich nur HEUTE!

- Ich lasse mich nicht mehr von meinen Ängsten an meine Ist-Situation binden, die mich jeden Tag beeinträchtigt. Ich gehe vorwärts und lasse meine Ängste hinter mir. Ich gehe Schritt für Schritt mein Leben und nehme positive wie negative Erlebnisse mit, denn beide gehören zum Lernprozess des Lebens dazu.

- Wenn ich mich wieder in Gedankengängen

verstricke, die mich belasten, mich runterziehen und mich in meiner Zufriedenheit einschränken, suche ich mir eine Beschäftigung, gebe mir einen Ruck und sorge bewusst dafür, dass es mir besser geht.

- Ich gönne mir Entspannung, weil sie mich gesund hält. Ich glaube an Gott, weil er mir viele Lasten von der Schulter nimmt. Ich höre Musik, weil sie mein Leben mit positiven Gefühlen erfüllt. Ich lache viel, weil lachen gesund ist und mir das Leben leichter macht.

- Ich bin froh, wenn mich jemand kritisiert, weil ich nur so meine Fehler erkennen und ändern kann. Ich nehme Kritik positiv an, weil sie mir hilft, ein besserer Mensch zu werden.

www.ingramcontent.com/pod-product-compliance
Lightning Source LLC
Chambersburg PA
CBHW030550290526
45786CB00004B/1946